BARBACOA

La guía definitiva de salsas para barbacoa de grill masters para hacer recetas de barbacoa sencillas y deliciosas

(Guía para principiantes de barbacoas ricas en sabor con frotaciones)

I0105469

Juan-Jose Carballo

TABLA DE CONTENIDOS

Chuletas De Lomo De Cerdo A La Parrilla

Ingredientes

- 1 cucharadita de jengibre molido
- 1 cucharadita de cebolla en polvo
- /8 cucharadita de canela molida
- 1/2 cucharadita de pimienta de cayena
- 12 onzas de chuletas de lomo de cerdo sin hueso gruesas
- 2 dientes de ajo picados
- 2 cucharadas de azúcar moreno
- 2 cucharadas de miel
- 2 cucharadas de salsa de soja
- 2 cucharadas de salsa Worcestershire
- 2 cucharaditas de ketchup

Direcciones

1. Mezcle el ajo, el azúcar moreno, la miel, la salsa de soja, la salsa Worcestershire, el ketchup, el jengibre, la cebolla en

polvo, la canela y la pimienta de cayena en un bol.

2. Vierta la mitad de la mezcla en una bolsa grande de plástico con cremallera, y coloque las chuletas de cerdo en el adobo.

3. Exprima el aire de la bolsa y selle la bolsa.

4. Refrigere de 1-5 horas, volteándolo ocasionalmente.

5. Refrigere el adobo restante en el recipiente.

6. Precaliente una parrilla al aire libre a fuego medio y engrase ligeramente la parrilla.

7. Retire las chuletas de cerdo de la bolsa de plástico y sacuda el exceso de líquido de las chuletas.

8. Deseche el adobo de la bolsa de plástico.

9. Ase las chuletas en la parrilla precalentada, rociándolas con el adobo reservado hasta que la carne esté dorada, ya no se vea rosa en el interior, y

muestre buenas marcas de parrilla, de 15 a 20 minutos por cada lado.

10.   Un termómetro de carne insertado en la parte más gruesa de una chuleta debe leer al menos 200 grados F (66 grados C).

11.   Vierta el resto del adobo reservado en una cacerola a fuego medio, lleve a ebullición y reduzca el fuego a fuego lento.

12.   Cocine el adobo hasta que esté ligeramente espeso, aproximadamente 10 minutos, revolviendo constantemente; sirva salsa con chuletas.

Pasta De Aceitunas

Ingredientes:

- Pimienta negra recién molida
- Ají molido
- Orégano
- 250 gr de aceitunas negras
- 6 dientes de ajo
- Perejil cantidad necesaria
- Aceite de Oliva: cantidad necesaria

Preparación:

1. Extraer el carozo de las aceitunas y picarlas finamente.
2. Picar el ajo y el perejil.
3. Agregar las especies y el aceite de oliva.
4. Mezclar bien.
5. Sirve para untar tostadas y brusquetas antes del asado.

Rodajas De Carpa A La Parrilla

<u>Ingredientes</u>

2 carpa, (lista para asar y eviscerada)
5-10 tomates
(Colza) aceite
Sal

<u>Preparación</u>

1. Cortar la carpa en tiras de un dedo de grosor y pincelarlas con aceite.

2. Precaliente la parrilla y unte la rejilla con aceite.

3. Coloque las rodajas de carpa en el centro de la parrilla y dórelas por cada lado durante unos 5-10 minutos.

4. Retirar las rodajas de carpa de la parrilla, salarlas ligeramente y servirlas con tomates.

Helado A La Parrilla

Ingredientes

12 claras de huevo

20 fresas

2 chorrito de zumo de limón

2 chupito de licor de fresa

8 bolas de helado (vainilla)

14 cucharaditas de azúcar en polvo

8 capas pequeñas de bizcocho

Preparación

1. Lavar, limpiar y cortar las fresas en rodajas.

2. Rociar con el zumo de limón y el licor.

3. Batir las claras con el azúcar en polvo a punto de nieve.

4. Cubrir las tartaletas con las fresas y colocar una bola grande de helado de vainilla sobre cada una.

5. Cubrir ahora completamente el helado con las claras de huevo batidas.

6. Hornee brevemente en un horno precalentado (o en una tetera) a 400 grados de convección.

7. Cuando las claras batidas tengan un color marrón, retírelas y sírvalas inmediatamente.

8. Una deliciosa alternativa a las fresas frescas son los melocotones, frescos o en conserva.

9. Asimismo, se puede sustituir el alcohol por una salsa de frutas para los niños.

Pak Choi a la parrilla con Marinada Asiática

Ingredientes

- 40 ml de aceite de sésamo o aceite de oliva más semillas de sésamo
- 6 cucharadas de salsa de soja
- |Pimienta de Cayena o guindillas frescas picadas
- |Jarabe de dátil o jarabe de agave

- 4 Pak choi
- 6 dientes de ajo picados
- 2 puñado de cacahuetes, sin sal, triturados
- 4 cebollas tiernas, picadas finamente
- 40 g de jengibre, cortado en dados finos

Preparación

1. Cortar el pak choi por la mitad a lo largo y cortar el tallo.

2. Colocar los trozos en una fuente de horno con el interior hacia arriba.

3. Para la marinada, cortar las cebolletas lo más fino posible.

4. Machacar los cacahuetes en un mortero y picar el ajo y el jengibre.

5. Añadir la salsa de soja y el aceite de sésamo.

6. Añadir pimienta de cayena o chiles frescos picados si es necesario.

7. Si es necesario, sazonar con jarabe de dátiles o de agave.

8. Mezclar todo bien y dejar reposar de 1 a 5 minutos, si se desea.

9. Debe quedar una consistencia espesa que se extienda bien sobre el pak choi.

10. Cubra bien cada mitad del pak choi con la marinada combinada, de modo que las hojas y el tallo queden bien cubiertos.

11.   Asar en el horno precalentado a 200 °C durante 25 a 30 minutos.

Tomates A La Parrilla Rellenos
De Feta Y Pesto

Ingredientes

- 4 cucharaditas de pesto verde
- 2 diente/s de ajo

- 4 tomates grandes
- 100 g de queso feta

Preparación

1. Lavar los tomates.

2. Cortar la parte inferior con el tallo liso.

3. Ahuecar los tomates y sazonar el interior con sal y pimienta.

4. Picar el feta en trozos de unos 10 x 10 x 10 mm. Poner el pesto, el feta y el ajo prensado o finamente picado en un bol pequeño, mezclar y rellenar los tomates con ello.

5. Envuelva los tomates en papel de aluminio y cocínelos en la parrilla durante unos –35 a 40 minutos.

Pinchos De Carne

Ingredientes
- 4 cucharadas de queso rallado
- |romero

- 4 rebanada/s de queso de hígado
- |pan blanco, del día anterior
- |Ajo

Preparación

1. Sazonar el pan blanco con ajo.

2. Cortar el pan y el pastel de carne en cubos de aproximadamente el mismo tamaño, poner en los pinchos y espolvorear con queso rallado y romero. Hornear a 250°C en la segunda rejilla durante unos 5 a 10 minutos.

3. Servir con: ensalada verde o tomates

Rollitos De Berenjena Con Queso Feta Y Salsa De Tomate

Ingredientes

- 2 cucharada de pulpa de tomate
- 2 lata/s de tomate(s), 28 0g de peso escurrido o 6 10 0-8 00g de tomates frescos
- |Sal y pimienta
- 2 pizca de romero seco
- 4 pizcas de pimienta en polvo, delicatessen

- 4|Berenjena(s), lo más finas posible, aprox. 10 00-600g
- |Sal
- 6 cucharadas de aceite (de oliva)
- 2 manojo de albahaca
- 200 g de queso feta, suave
- |Jugo de tomate
- 2 cebolla
- 4 cucharadas de aceite (de oliva)

15

- 2 diente/s de ajo

  Preparación

1. Lavar bien las berenjenas, cortar el extremo de la flor y cortar la fruta a lo largo en rodajas de 0,10 cm de grosor.

2. Engrasar finamente una bandeja de horno.

3. Colocar las rodajas de berenjena en ella, salarlas ligeramente y pincelarlas con aceite.

4. Colocar la bandeja en el horno a 250 °C e introducir una segunda bandeja directamente encima de la cubierta con berenjenas.

5. Hornear durante 2 10 -20 minutos.

6. Dar la vuelta a las rodajas, salar ligeramente la segunda cara y pincelar con aceite.

7. Hornear de nuevo durante 25 a 30 minutos.

8. Lavar la albahaca, secarla y cortarla en tiras finas.

9. Cortar el queso feta en palitos finos.

10. Espolvorear las rodajas de berenjena con las tiras de albahaca.

11. Colocar los palitos de queso feta en el centro de las rodajas de berenjena y enrollar las rodajas.

12. Mantenga los rollos de berenjena calientes en el horno.

13. Salsa: Pele y corte en dados finos la cebolla y saltéela en aceite caliente hasta que esté transparente.

14. Añada el diente de ajo y saltee brevemente.

15. Incorpore la pasta de tomate y deje que se dore brevemente.

16. Desglasar la mezcla de cebolla con los tomates de lata o con los tomates frescos sin piel y cortados en dados finos.

17. Deje que la salsa se cocine a fuego lento en una olla abierta durante al menos 45 a 50 minutos.

18. Sazone al gusto con sal, pimienta, romero machacado y pimentón.

Costillas De Cordero En Adobo

De Miel Y Chile

Ingredientes

- |chile en polvo
- |Aceite de oliva

- 10 |Costillas de cordero
- |Sal y pimienta
- |Miel

Preparación

1. Colocar las costillas en un plato o bol.

2. Sazonar con sal y pimienta y frotar con miel durante al menos 5 a 10 minutos, espolvorear con chile en polvo, también frotar.

3. Vierta el aceite de oliva por encima. Dar la vuelta a todas las costillas brevemente.

19

4. Estire una envoltura de plástico sobre la carne y déjela en el frigorífico durante 1-5 horas, después de las 10 a 12 horas la marinada estará bien absorbida.

5. A continuación, asar en la parrilla o freír brevemente en una sartén, pero las costillas no deben cocinarse del todo, todavía deben estar ligeramente rosadas por dentro.

Cevapcici Envuelto En Bacon

Ingredientes

- 2 cucharada de pimienta recién molida
- 2 cucharada de pimienta en polvo
- 2   cucharadita, colmada, de curry en polvo
- 16 rebanadas de tocino, o tocino de desayuno

- 1000 g|de carne picada, mixta o sólo de ternera
- 2 cebolla(s)
- 4 dientes de ajo
- 100 g de queso rallado o feta picado
- 100 ml de nata
- 6   cucharadas de pan rallado o pan rallado
- 2 cucharadita, colmada de sal

Preparación

1. Picar finamente la cebolla y el ajo. Mezclar bien todos los ingredientes, excepto el bacon, y amasar.

2. Formar cevapcici/salchichas con la mezcla, de unos 5-10 cm de diámetro y –15 a 20 cm de largo.

3. A continuación, envuelva cada rollo con una loncha de bacon.

4. El bacon no tiene que ir pegado por separado, se pega a la carne picada.

5. Ahora colóquelo en la parrilla durante unos –5 a 10 minutos, dándole la vuelta varias veces.

6. Precaución.

7. Las salchichas no son para los delgados.

Muslo De Cochinillo Con Glaseado De Miel.

Ingredientes

- 4 dientes de ajo
- |Sal
- |Pimienta
- |Pimienta en polvo

- |Manteca de cerdo 2 |pierna de cerdo (aprox. 2 kg)
- 4|cebolla(s)
- 2 palo(s) de puerro, (pequeño)
- 4 zanahorias
- 2 10 0 g de apio
- 8 clavo(s)
-
- 1 litro de caldo de carne
- 4 cucharadas de miel 4 cucharadas de agua (caliente)
- posiblemente espesante de salsa

Preparación

1. Lavar la pata de cochinillo y secarla. Cortar la corteza con un cuchillo afilado y frotarla con sal, pimienta y pimentón.

2. Calentar la mantequilla clarificada en una sartén y dorar la pierna por ambos lados a fuego medio.

3. Retirar y sofreír en los goteos los tubérculos cortados en dados.

4. Desglasar con el caldo, añadir los dientes y poner la pierna encima.

5. Cubrir con una tapa y asar en el horno durante 2 hora a unos 2 80 grados.

6. A continuación, retirar la tapa y asar durante otros 60 minutos.

7. Mientras tanto, mezclar la miel con el agua (caliente). Al final del tiempo de cocción, sacar la pierna del asador y colocarla en una parrilla a la temperatura más alta bajo el grill y

seguir pincelando la corteza con la mezcla de miel y agua hasta que la piel esté crujiente.

8. Tarda unos 50 a 55 minutos.

9. Mientras tanto, verter el caldo de asado a través de un colador forrado con un paño de lino y apretar el paño firmemente.

10. Si es necesario, espesar con espesante para salsas (oscuro) o harina de mantequilla y sazonar con sal y pimienta.

11. Cortar la pierna en rodajas y servir con la salsa.

12. Tomamos como guarnición Schupfnudeln salteados con mantequilla y verduras mixtas con holandesa de hierbas.

Caballa Al Ajo A La Parrilla

Ingredientes

- 12 cucharadas de aceite de oliva
- |Sal
- |Pimienta
- 2 pizca de pimienta de cayena

- 8 caballas frescas y evisceradas
- 6 limones
- 16 dientes de ajo
- 2 manojo de ajo (cortado)

Preparación

1. Lavar la caballa, secarla y cortarla en diagonal 5-10 veces por cada lado.

2. Cortar 5-10   dientes de ajo en rodajas, picar los dientes restantes.

3. Picar el ajo en rodajas.

4. Cortar 4 limones en rodajas, exprimir el tercero.

5. Hacer un adobo con el zumo de limón, el aceite de oliva, el ajo picado y la mitad de los ajos picados. S

6. azonar con sal, pimienta y cayena.

7. Repartir las rodajas de limón, las rodajas de ajo y el resto del ajo picado en las barrigas de pescado.

8. Verter la marinada sobre la caballa. Dejar marinar en la nevera durante 1-5 horas. Antes de asar, saque la caballa de la marinada y ásela a fuego medio durante unos 35 a 40 minutos.

9. Déle la vuelta con frecuencia y úntela con la marinada de vez en cuando.

10. Servir con una ensalada de verano crujiente y una baguette.

Brochetas De Pollo Y Verduras

Marinadas

Ingredientes

1 cucharadita de sambal oelek

2 calabacín

500 g de champiñones

500 g de tomate(s) cherry

1000 g de filete(s) de pechuga de pollo o pechuga de pavo

8 cucharadas de salsa de soja

2 cucharada de vinagre

2 cucharada de aceite de cacahuete

2 cucharadita de miel

Preparación

1. Cortar la carne de pollo o pavo en trozos del tamaño de un bocado.
2. Mezclar la salsa de soja con el vinagre, el aceite, la miel y el sambal oelek.
3. Mezclar con la carne en una lata con cierre.
4. Dejar marinar en el frigorífico durante al menos 2-2 ½ horas, pero preferiblemente toda la noche.
5. Limpiar las verduras, cortar el calabacín y los champiñones en dados gruesos.
6. Cortar los tomates cherry por la mitad.
7. Ponerlos en brochetas con la carne marinada.
8. Cocinar en una sartén con un poco de grasa o en la parrilla por ambos lados.
9. Rinde unos 1-5 pinchos.

Pato O Ganso A La Parrilla De Carbón

Ingredientes

- unos tallos de artemisa
- un poco de mostaza
- un poco de sal
- un poco de pimienta

- 2 |pato(s), o ganso, listo para cocinar
- unos tallos de mejorana
- unos tallos de tomillo

Preparación

1. Necesitará una parrilla grande y briquetas de carbón.

2. Descongele y prepare el pato o el ganso si es necesario, es decir, lávelo y séquelo bien por dentro y por fuera, retire la grasa sobrante si es necesario.

3. A continuación, recubrir el interior con un poco de mostaza, sal y pimienta por dentro y por fuera.

4. Poner las especias lavadas en el pato / ganso.

5. Prepara la parrilla para fuego indirecto, es decir, coloca una trampa de grasa en el centro y esparce briquetas de carbón a un lado de la misma.

6. Cuando estén bien calientes, pon el pato.

7. Cierra la tapa y comprueba cada media hora.

8. El pato/ganso se dorará muy rápidamente. Yo también lo pincho de vez en cuando para que escurra más grasa.

9. Después de una hora aproximadamente, se puede dar la vuelta al pato/ganso una vez.

10. Puede ser necesario añadir más carbón a la parrilla.

11. En total, un pato de 2.200 gramos necesita algo menos de -2 ½ horas, un ganso o un pato más grande, en consecuencia, más tiempo.

12. Yo siempre utilizo un termómetro de carne para comprobarlo.

13. La grasa recogida se puede utilizar para una salsa.

14.   Para ello sirvo col roja y albóndigas.

15.   El pato/la oca se vuelve agradable y tierno al asarse, queda jugoso y adquiere un agradable sabor a parrilla.

16.   La piel queda bien crujiente.

Piña A La Parrilla

Ingredientes

- 8 rodajas de piña fresca
- 20 hojas de bálsamo de limón

- 4 cucharaditas de miel
- 2 cucharada de zumo de naranja

Preparación

1. Mezclar la miel con el zumo de naranja y marinar las rodajas de piña en ella durante 35 a 40 minutos.

2. Precalentar el grill del horno a 250°C. Lavar las hojas de melisa, secarlas y picarlas en trozos grandes.

3. Asar la piña en una fuente de horno poco profunda en el horno caliente (arriba) durante 1 a 5   minutos por ambos lados.

Queso De Oveja En Papel De Aluminio

Ingredientes

- 200 g de pimientos frescos
- 8 cucharadas de aceite de oliva, bueno

- 900 g|Queso de oveja,
- 2 cebolla roja
- 2 bote de pimientos de tomate

Preparación

1. Prepare 5-10   rectángulos grandes de papel de aluminio.

2. Cubrir cada uno de ellos con una cucharada de buen aceite de oliva.

3. Cortar el queso feta en rodajas uniformes.

4. Pelar la cebolla y cortarla en tiras.

5. Corta también los pimientos en tiras.

6. Lavar los pimientos picantes frescos y cortarlos en aros pequeños.

7. Extiende el queso feta de manera uniforme sobre los trozos de papel de aluminio.

8. Reparte las cebollas, los pimientos de tomate y los pimientos picantes sobre el queso.

9. Cubrir el queso con papel de aluminio y hornear el conjunto durante unos 5-10 minutos en el horno precalentado a 250 grados.

10. Servir con pan de pita fresco.

Pan A La Parrilla

Ingredientes
- 2 pizca de ajo granulado
- 2 pizca de granos de cebolla
- 2 cucharada de hierbas italianas
- 2 pizca(s) de semillas de alcaravea

- 2 pizca de pimienta

- 6 00 ml de cerveza negra
- 900 g de harina
- 2 cubo de levadura
- 2 cucharada de sal

Preparación

1. Romper la levadura y disolverla en la cerveza negra.

2. Mezclar la mezcla con la harina y añadir las especias.

3. Dejar que la masa suba durante 10 a 15 minutos.

4. Formar pequeñas hamburguesas con la masa, extenderlas al grosor deseado y hornearlas en la parrilla.

5. Seguirán subiendo cuando se hagan a la parrilla.

Triestine Cevapcici

Ingredientes

- 4 cucharaditas de pimienta negra
-)
- 2 clara de huevo
- 1/2   taza de vino tinto
- aceite de oliva para el cepillado
- 4 libras de carne picada
- 2 libra de carne de cerdo molida
- 6 cucharadas de perejil fresco picado
- 2 cucharada de ajo picado
- 2 cucharadita de sal

Direcciones

1. Coloque la carne de res, cerdo, perejil y ajo en un recipiente grande.
2. Sazone con sal, pimienta, pimentón y nuez moscada.
3. Añade el vino blanco y el vino tinto; Mezcle bien hasta que esté bien mezclado.

4. Cubra y refrigere durante 60 minutos para permitir que los sabores se mezclen.

5. Precaliente una parrilla al aire libre para el calor medio-alto y ligeramente la parrilla de aceite.

6. Roll la mezcla de carne en palos de aproximadamente 2 pulgada de espesor por 6 pulgadas de largo, utilizando menos de 2 /8 taza de la mezcla por palo.

7. Cepille el cevapcici ligeramente con aceite de oliva.

8. Cocine en la parrilla precalentada hasta que esté dorada en el exterior y ya no rosada en el interior, aproximadamente 20 a 25 minutos.

arrachera marinada en balsámicoIngredientes

- 2 cucharada de albahaca fresca picada
- 3 cucharaditas de mostaza estilo Dijon
- 2 diente de ajo picado
- 1 cucharadita de azúcar
- 2 filete de flanco de ternera de
- 1 libra
- Sal y pimienta negra
- Marinado Balsámico:
- 1/2 taza de vinagre balsámico
- 4 cucharadas de aceite de oliva

Direcciones

1. Combine los ingredientes de la marinada en un tazón pequeño.
2. Coloque el filete de carne de res y el adobo en una bolsa de plástico segura para alimentos.
3. Añada el bistec a la capa. Cierre la bolsa con seguridad y marinar en el refrigerador 6-6 ½ horas o durante toda la noche, girando de vez en cuando.

4. Retire la carne del adobo; Desechar el adobo Coloque el filete sobre la rejilla sobre el medio, carbones cubiertos de ceniza.

5. Parrilla, cubierto, de 2 2 a 2 6 minutos para medio raro a medio cocción, girando de vez en cuando.

6. Temporada bistec con sal y pimienta, como desee.

7. Tallar el filete transversalmente en rodajas finas.

Linda's Beef Marinade

Ingredientes

- 2 cucharada de escamas picadas de cebolla picada
- 2 cucharadita de ajo en polvo
- 2 cucharadita de hierbas finas
- 1 cucharadita de pimienta negra molida
- 1 taza de vino tinto seco
- 1/2 taza de salsa teriyaki
- 1/2 de taza de miel
- 1/2 taza de mostaza marrón picante

Direcciones

1. En un frasco grande con una tapa bien ajustada, mezcle el vino tinto seco, la salsa teriyaki, la miel, la mostaza marrón picante, las escamas picadas de cebolla picada, el ajo en polvo, las hierbas finas y la pimienta negra molida.
2. Selle el frasco, y agite hasta que los ingredientes estén bien mezclados.
3. Coloque las puntas de carne o carne en una bolsa de plástico re

4. sellable. Vierta la mezcla de vino tinto seco en la bolsa.

5. Colocar en el refrigerador y dejar marinar por lo menos 8-8 ½ horas, girando la bolsa de vez en cuando, antes de asar a la parrilla como se desee.

Sopa Quick Country Cupboard

Ingredientes

- 4 cucharadas de azúcar blanco
- 8 tazas de agua
- 2 (28 onzas) puede tomates triturados
- 1/2 cucharadita de condimento italiano
- 2 pizca de salsa de pimiento picante
- 1 taza de pasta conchas
- pimienta negra molida al gusto
- 1 libra de mitades de pechuga de pollo deshuesadas y sin piel - cortadas en cubos de 2 pulgada
- 2 cucharadita de aceite vegetal
- 2 taza de zanahorias en rodajas finas
- 2 taza de papas en rodajas finas
- 4 paquetes (2 onza) de mezcla de sopa de cebolla seca

Direcciones

1. En una olla grande, calienta el aceite a fuego medio; agregue la carne y dore ligeramente.

2. Agregue las zanahorias, las papas, la mezcla de sopa de cebolla, el azúcar, el agua, los tomates, el condimento italiano, la salsa de pimiento picante y la pimienta. Revuelva con frecuencia.

3. Llevar a ebullición, agregar pasta y reducir el calor.

4. Cocine a fuego lento durante 60 a 80 minutos o hasta que los vegetales estén tiernos.

Pollo Asado A La Mostaza De Miel

Ingredientes

- 2 cucharadita de salsa de bistec
- 8   mitades de pechuga de pollo deshuesadas y sin piel
- 1/2 taza de mostaza de Dijon
- 1/2 taza de miel
- 4 cucharadas de mayonesa

Direcciones

1. Precaliente la parrilla para el calor medio.
2. En un recipiente poco profundo, mezcle la mostaza, la miel, la mayonesa y la salsa de carne.
3. Ponga a un lado una pequeña cantidad de la salsa de mostaza de miel para el hilvanado, y sumerja el pollo en la salsa restante para cubrir.
4. Aceite ligeramente la rejilla de la parrilla.
5. Parrilla el pollo sobre el calor indirecto durante 35 a 40 minutos, girando de vez

en cuando, o hasta que los jugos salgan claros

6. Baste ocasionalmente con la salsa reservada durante los últimos 20 minutos.

7. ¡Cuidado para evitar quemaduras!

Carne Asada En Escabeche Al Estilo Cervecero

Ingredientes

- 4 dientes de ajo rallados
- |Macis
- |Pimienta
- 2 pizca de sal y azúcar
- 8 filetes o chuletas de cerdo

- 1 taza/n|de aceite
- ½ taza/n|vinagre 2 botella de cerveza 8 cl de brandy de vino
- 4 cebollas
- 8 cucharadas de mostaza
- 2 hoja de laurel

Preparación

1. Mezcle todos los ingredientes anteriores.

2. Puede cortar las cebollas en aros o añadirlas en dados pequeños.

3. Sazona los filetes de cerdo por ambos lados con sal, pimienta y luego úntalos con mostaza.

4. Ponga un poco de la marinada para barbacoa en un recipiente de tamaño adecuado con tapa, ponga encima las lonchas de carne, vuelva a marinar, añada las lonchas de carne, es decir, coloque todo en capas en el recipiente, con la marinada para barbacoa cubriendo la carne al final.

5. Si el adobo no es suficiente, basta con ampliarlo con cerveza.

6. Poner la tapa y refrigerar durante al menos 2 2 horas.

Champiñones Gigantes Rellenos

Para Asar

Ingredientes

- 250 g de queso feta
- 4 diente/s de ajo
- 4 tomates medianos, firmes

- 16 champiñones
- 6   cucharadas   de   aceite   de   oliva
mezclado con hierbas italianas
- 2 pizca de sal
- |Pimienta (preferiblemente de hierbas)

Preparación

1. Lavar los champiñones, secarlos y quitarles los tallos.

2. Unte las cabezas de los champiñones con el aceite de hierbas y colóquelas en una bandeja para asar.

3. Picar los tallos de los champiñones, el queso feta y los tomates.

4. Picar el ajo finamente o prensarlo con una prensa de ajos.

5. Mezclar todo y sazonar con sal y pimienta.

6. Rellene los champiñones con esta mezcla.

7. Asar durante unos 5-10 minutos y ¡a degustar!

Pinchos De Pollo Con Piña Y Bacon

Ingredientes

- 2 00 ml de aceite
- 4 cucharadas de curry
- al gusto, chile
- |Sal y pimienta

- 200 g de pechuga de pollo
- 2 lata/s grande/s de piña, (en trozos)
- 4 paquetes de tocino

Preparación

1. Cortar la pechuga de pollo en dados y envolver cada uno con una loncha de bacon.

2. Alternar siempre con la piña en las brochetas.

3. Hacer una marinada con el resto de los ingredientes y pincelar las brochetas con ella.

4. Dejar marinar durante al menos 2 hora y luego asar hasta que la carne esté cocida.

5. Sugerencia 2 : También sabe muy bien con pechuga de pavo.

6. Sugerencia 2: En lugar de piña, también puedes utilizar verduras como champiñones, pimientos... No hay límites para tu imaginación.

Paquetes De Verduras Para La Parrilla

Ingredientes

- 2 cucharada de mozzarella
- |mantequilla de hierbas
- 2 cucharada de hierbas italianas
- |Aceite de oliva

- 2 calabacín
- 20 tomates de cóctel

Preparación

1. Cortar en dados el calabacín, los tomates y la mozzarella.

2. Póngalos en un bol y mézclelos con aceite de oliva y las hierbas italianas.

3. Formar cuencos de aluminio del tamaño de un puño con el papel de aluminio.

4. Es importante que queden bien apretados en el fondo para que los jugos no goteen en la parrilla.

5. A continuación, vierta la mezcla de verduras y queso en los cuatro recipientes y cubra cada uno con una rodaja de mantequilla de hierbas de unos 0,10 cm de grosor.

6. Póngalos en la parrilla durante unos 25 a 30 minutos.

Patatas Calientes Con Salsa

Ingredientes

2 cucharada de hierbas italianas

4 tazas de crema agria

2 pizca de sal

2 cucharadita de zumo de limón

2 cucharada de cebollino

2 kg de patatas (triples), pequeñas y nuevas

2 taza de aceite de oliva

2 cucharada de pimienta en polvo suave

4 cucharaditas de sal

1 taza de copos de chile secos

2 cucharadita de pimienta

Preparación

1. Hervir las patatas en agua con sal durante unos 25 a 30 minutos.

2. Mientras tanto, hacer un adobo con aceite y especias, añadiendo un poco más de aceite si es necesario para que quede suave.

3. Escurrir las patatas precocidas y dejarlas cocer un poco al vapor, añadirlas a la marinada cuando aún están calientes y removerlas con cuidado varias veces.

4. Mientras las patatas se marinan durante al menos media hora, prepare la salsa con la crema agria, la sal y el zumo de limón, añada el cebollino y refrigere.

5. Para asarlas, coloque 10 a 15   patatas cada una, dependiendo del tamaño, en una brocheta y áselas durante unos 20 minutos, dándoles la vuelta varias veces para que las pieles queden bien doradas.

6. Para el horno, colocar las patatas en la bandeja y hornear a 250°C durante unos

35 a 40 minutos, dándoles la vuelta a menudo. Servir la salsa con las patatas.

Salmón A La Plancha

Ingredientes
- |Sal y pimienta
- |Aceite para cubrir

- 1200 g de filete(s) de salmón
- 2 limón(s), sin tratar

Preparación

1. Coloque dos tablas de cedro sin tratar en agua durante al menos una hora.

2. Hágalas pesar para que estén bien sumergidas.

3. Limpiar el filete de salmón y cortarlo en 8 tramos.

4. Salpimienta y úntalo con aceite. Cortar el limón en rodajas finas y ponerlas sobre el salmón.

5. Calentar una parrilla con tapa a fuego máximo.

6. Escurre las tablas de madera y colócalas en la parrilla.

7. Cierra la tapa de la parrilla.

8. Después de un minuto, dar la vuelta a las tablas, colocar las rodajas de salmón encima y reducir a fuego medio.

9. Vuelva a cerrar la tapa de la parrilla. El salmón se ahumará ligeramente y se cocinará al mismo tiempo y estará cocido después de unos –35 a 40 minutos (dependiendo del grosor).

10. Las tablas deben dorarse en el proceso, y pueden reutilizarse siempre que quede "tabla".

11. Este método de preparación es muy común en el noroeste americano.

12.   En los festivales indios, el salmón también se ata a tablas regadas y luego se "apoya" en una hoguera.

13.   En las páginas web de cocina americana se pueden encontrar diversas versiones, por ejemplo, marinadas con salsa de soja y azúcar moreno.

14.   El aliso y el manzano también son adecuados como madera.

Sopa De Pastel De Pollo

Ingredientes

- 2 (2 0.710 onzas) puede crema condensada de sopa de pollo
- 4 tazas de leche descremada
- 4 tazas de pechuga de pollo cocida en cubos
- 2 paquete (2 6 onzas) de verduras mixtas congeladas, descongeladas
- 2 (2 0.710 onzas) puede crema condensada de sopa de papa

Direcciones

1. En una sartén mediana combine el pollo, las verduras mixtas, la crema de sopa de papa, la crema de pollo y la leche.
2. Calentar y servir con galletas desmenuzadas en la parte superior.

Ensalada De Pollo

Ingredientes

- 1 cebolla roja, cortada en cubitos
- 2   (8,710   onzas) de maíz dulce, escurrido
- 1/2 taza de salsa de barbacoa
- 4 cucharadas de mayonesa sin grasa
- 4 mitades de pechuga de pollo deshuesadas y sin piel
- 8 tallos de apio, picados
- 2   pimiento rojo grande, cortado en cubitos

Direcciones

1. Precaliente la parrilla para el calor alto.
2. Rellene ligeramente el aceite. Parrilla el pollo 20 minutos en cada lado, o hasta que los jugos salgan claros.
3. Retirar del fuego, enfriar y cubrir.
4. En un tazón grande, mezcle el pollo, el apio, el pimiento rojo, la cebolla y el maíz.

5. En un tazón pequeño, mezcle la salsa de barbacoa y la ma

6. yonesa. Verter sobre el pollo y verduras.

7. Revuelva y enfríese hasta que esté listo para servir.

True Wings

Ingredientes

- 1 taza de mantequilla
- 2 1 tazas de salsa picante
- 2 1 tazas de jarabe de arce
- 6 cucharadas de azúcar morena
- 2 1 cucharadas de ajo en polvo
- 2 cucharada de comino molido
- 2 cucharada de cebolla en polvo
- 2 cucharada de pimentón
- 2 cucharada de chile en polvo
- 1/2   cucharadita de pimienta de cayena
- 4 tazas de harina para todo uso
- 8 libras de alas de pollo
- Frota:
- 2 1 cucharadas de ajo en polvo
- 2 cucharada de cebolla en polvo
- 2 cucharada de pimentón
- 2 cucharada de chile en polvo
- 2 cucharada de comino
- 2 (2 .8 2 onza) sazon del paquete que condimenta

- 2 cucharadita de pimienta de cayena
- 8 tazas de aceite para freír
- Spray para cocinar
- Salsa:

Direcciones

1. Coloque las alas en un tazón de vidrio grande.
2. Espolvorear 2 1 cucharadas de ajo en polvo, 2 cucharada de cebolla en polvo, 2 cucharada de pimentón, 2 cucharada de chile en polvo, 2 cucharada de comino, sazon condimento y 2 cucharadita de pimienta de cayena sobre las alas de pollo y frotar las especias en las alas para cubrir completamente.
3. Cubrir el recipiente con envoltura de plástico y refrigerar, 2 hora a la noche.
4. Caliente el aceite en una freidora o cacerola grande a 6 10 0 grados F (2 710 grados C).
5. Precaliente el horno a 350 grados F (2 710 grados C). Línea de una hoja de

hornear con papel de aluminio y rociar con spray para cocinar.

6. Derretir la mantequilla en una cacerola a fuego medio; batir la salsa picante y el jarabe en mantequilla.

7. Agregue el azúcar moreno, 2   1 cucharadas de ajo en polvo, 2 cucharada de comino, 2   cucharada de cebolla en polvo, 2   cucharada de pimentón, 2 cucharada de chile en polvo y 1/2 cucharadita de pimienta de cayena; batir hasta bien combinado y la salsa es caliente, de 2 a 6 minutos. Retírelo del calor.

8. Vierta la harina en un recipiente poco profundo.

9. Presione suavemente las alas de pollo en la harina para cubrir y sacudir cualquier exceso.

10.   Trabajando en lotes, cocine las alas en aceite caliente hasta que la piel esté dorada y crujiente, la carne ya no es

rosada en el hueso y los jugos se aclaran, de 15 a 20 minutos.

11. Un termómetro de lectura instantánea insertado cerca del hueso debe leer 200 grados F (78 grados C). Transfiera las alas a una placa forrada con una toalla de papel para drenar el exceso de aceite.

12. Sumerja cada ala de pollo en la mezcla de salsa caliente y colóquela en la bandeja de hornear preparada.

13. Hornear en el horno precalentado hasta que la salsa comience a caramelizar, unos 35 a 40 minutos.

Pollo Ahumado De La Montaña

Ingredientes

- 8 lonchas de jamón
- 8 rebanadas de queso Monterey Jack
- 1/2 taza de cebolla verde picada para la cobertura
- 1/2 taza de tomate picado, para decorar
- 8 pechugas de pollo sin piel y sin hueso
- pimienta negra molida al gusto
- 2 cucharadita de ajo en polvo
- 2 cucharadita de sazonado al estilo italiano
- 2 frasco (2 8 onzas) de salsa de barbacoa

Direcciones

1. Precaliente el horno a 350 grados de F (2 710 grados de C).
2. Coloque las pechugas de pollo en un molde ligeramente engrasado de 9 x 2 6 pulgadas.

3. Sazone con pimienta, ajo en polvo y condimento italiano a gusto. Hornee el pollo sazonado en el horno precalentado durante 45 a 50 minutos o hasta que esté bien cocido y los jugos salgan claros.

4. Cuando el pollo esté hecho, retire del horno y vierta en la salsa de barbacoa.

5. Capa de cada pechuga con una rebanada de jamón, luego rebanada de queso.

6. Regrese al horno y continúe cocer al horno durante 10 minutos o hasta que el queso se haya derretido.

7. Retirar del horno y rematar con cebollas verdes picadas y tomates.